MAGNÉTISME ANIMAL

SUGGESTION HYPNOTIQUE & POST-HYPNOTIQUE

SON EMPLOI

COMME AGENT THÉRAPEUTIQUE

PAR

Le Docteur Pierre DAVID (de Sigean)

PRIX : 2 fr. 50

NARBONNE

F. PONS, éditeur, 8, place Voltaire

1886

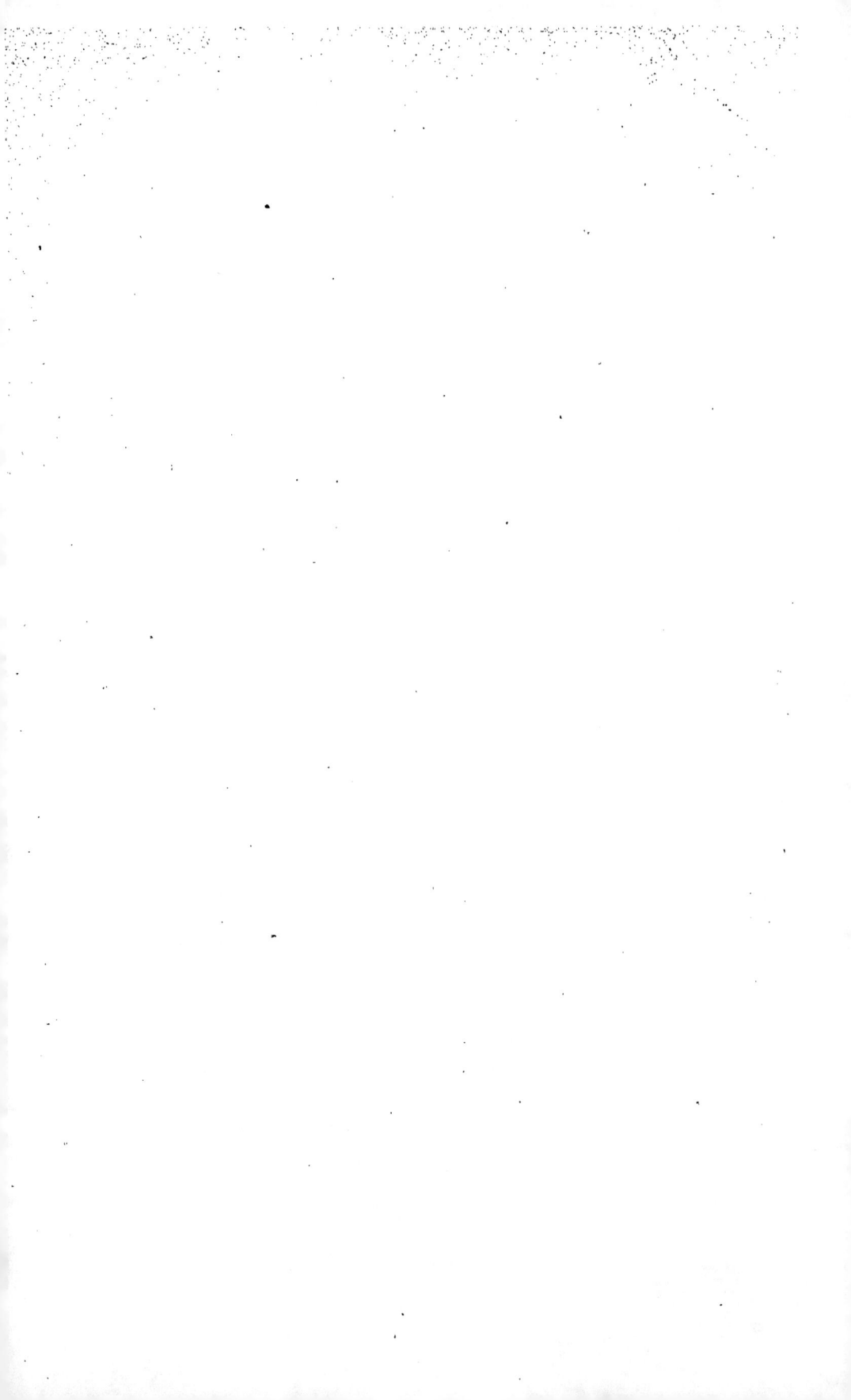

MAGNÉTISME ANIMAL

Te 14/83

MAGNÉTISME ANIMAL

SUGGESTION HYPNOTIQUE & POST-HYPNOTIQUE

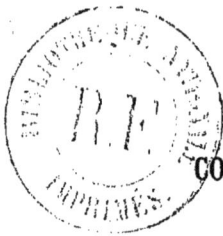

SON EMPLOI

COMME AGENT THÉRAPEUTIQUE

PAR

Le Docteur Pierre DAVID (de Sigean)

PRIX : 2 fr. 50

NARBONNE

F. PONS, éditeur, 8, place Voltaire

—

1886

PRÉFACE

—·oo⚬oo·—

Le jour, peu éloigné, sans doute, où le *Magnétisme animal*, dépouillé par les chercheurs de ses ombres mystérieuses, sera entré définitivement dans la science exacte, il y aura, sans parler de ses applications à la physiologie et à la morale, ce qui est l'avenir, un vaste champ d'études à exploiter en remontant vers son passé.

Eternellement jalouse du secret de ses forces entrevues à peine, ce n'est que lentement, à travers l'incohérence des observations et l'obscurité des âges, que l'éternelle matière se dévoile, laissant à chaque branche scientifique, à mesure qu'elle se perfectionne et s'établit, une série ancestrale identique d'aspect.

Dans la chimie, Berzélius, Chevreul et Wurtz, descendent directement des alchimistes du Moyen Age qui les ont préparés. Fiévreusement cherchée au fond des creusets, pendant douze siècles, la pierre philosophale n'a-t-elle pas été découverte par nos savants sous une autre forme ?

Les astrologues et les pâtres chaldéens sont-ils autre chose que les précurseurs de Newton et de Leverrier ?

De même l'histoire du magnétisme remontera au merveilleux des temps antiques et ira du trepied des Pythies au baquet de Mesmer, avant d'arriver aux découvertes exactes de Braid et aux applications de Brown-Sequard, Richet, Bernheim et Charcot.

Chemin faisant, le magnétisme animal éclaircira bien des points ténébreux ; mieux que les bûchers, il portera la lumière sur toutes les sorcelleries faites d'ignorance ou de calcul ; il confondra l'imposture des religions, en réduisant à de simples manifestations nerveuses les faits surnaturels, les prodiges acceptés jusqu'ici comme les interventions d'une puissance immatérielle. Les *miracles* opérés par Charcot détourneront singulièrement l'attention publique des comédies qui se déroulent autour des piscines consacrées et des sources à pèlerinages. Pour être logique, une fois n'est pas coutume, l'Eglise devra canoniser les hypnotiseurs, et le zouave Jacob verra son nom inscrit au calendrier, à la bonne place, parmi les thaumaturges.

Les expériences faites, un peu partout, et principalement celle dont le docteur David donne ici le compte-rendu absolument concluant, nous prouvent que le rôle du magnétisme animal sera multiple.

Ainsi après avoir démontré que les saintes Thérèse et Marie Alacoque étaient de simples hystériques, que Louise Lateau n'est qu'une malade, il s'occupera de guérir leurs semblables.

Par ces temps de névrose, voilà un remède qui vient à point.

Maintenant, nous, qui admettons la réalité des faits de suggestion publiés par les journaux de médecine et la presse scientifique, ne pouvons-nous pas nous demander ce que devient la liberté morale chez l'hypnotisé ?

Des milliers d'expériences prouvent qu'elle disparaît absolument, de telle sorte que le sujet hypnotisé devient un instrument absolument passif entre les mains de l'hypnotiseur.

En voici deux qui nous paraissent concluantes.

Durant le sommeil nerveux provoqué, on suggère à une dame, parfaitement honnête, l'idée d'aller, le lendemain, visiter une amie et de lui voler un un couvert d'argent. A l'heure dite, Mme X... parfaitement éveillée, cette fois, va chez son amie. Les personnes qui l'observent reconnaissent qu'une lutte se livre en elle ; elle semble hésiter, mais, finalement, elle s'approche d'un meuble sur lequel on avait disposé des pièces d'argenterie et commet le vol qui lui a été suggéré.

Un jour, M. Liégeois remet à un jeune homme en somnambulisme un paquet de poudre blanche, inerte, en lui disant que c'est de l'arsenic. Il lui commande de le verser le soir même, dès qu'il sera rentré chez lui, dans un verre d'eau, pour empoisonner sa tante.

Le soir même, la tante du jeune homme, avisée, écrivait à M. Liégeois que son neveu lui avait versé le pseudo poison.

Il n'est pas nécessaire que le degré d'hypnotisation soit excessif pour que les sujets puissent être influencés. La pratique répétée de l'hypnotisme, les rend possibles de suggestion à l'état de veille. « Bien « plus, dit Cullerre, certaines personnes se sont « montrées susceptibles de recevoir des suggestions, « sans hypnotisations préalables, sans même être « sensibles aux procédés hypnogéniques. »

Russel Reynolds, Bernheim, Dumontpallier et Richet ont fait là dessus des expériences concluantes.

La liberté morale des individus tient donc à leur plus ou moins grande susceptibilité hypnotique et à l'influence exercée sur eux.

Si l'on songe qu'à côté de l'hypnotisme qui nécessite une action extérieure, il y a le somnambulisme naturel dont les effets peuvent être identiques, on est en droit de se poser des questions d'une gravité capitale, sur le libre arbitre et la responsabilité. Dans l'état actuel, il est prudent de réserver la réponse ; mais ne peut on pas prévoir une immense révolution dans la morale sociale, pour le jour où on aura découvert les lois qui président à la production des suggestions hypnotiques ou somnambuliques.

Aujourd'hui, il faut un magnétiseur ; demain, peut-être, on démontrera que l'action du monde extérieur sur les sens frappe le cerveau, de telle manière, que l'individualité disparaît pour faire place à la passivité absolue.

Luys a déjà dit : l'humanité est régie par un rayon de soleil.

Docteur FERROUL

MAGNÉTISME ANIMAL

SUGGESTION HYPNOTIQUE & POST-HYPNOTIQUE

SON EMPLOI

COMME AGENT THÉRAPEUTIQUE

I

HISTORIQUE

Les documents relatifs à l'emploi du sommeil provoqué comme puissance curative ne sont pas très nombreux. Quoique de date ancienne, le magnétisme animal, comme on le désigne quelquefois, n'est pas encore à l'heure qu'il est débarrassé du mystérieux qui l'enveloppe, et il faudra peut-être quelques années avant que cette science ait pris droit de cité dans le monde médical. Comme le dit fort bien le professeur Liégeois de la Faculté de droit de Nancy :

« *L'esprit humain est comme une citadelle que défend une garnison nombreuse et résolue. Cette* garnison se compose de préjugés tenaces, d'opinions préconçues, de théories admises. Si l'on y ajoute les intérêts qui peuvent se trouver compromis, les amours-propres engagés, on comprendra à quel degré peut être poussée la résistance. Opinions, préjugés, intérêts font corps pour repousser l'attaque: tous ensemble représentent l'idée nouvelle comme une erreur, une illusion de l'esprit, le résultat d'observations mal faites, de vues incomplètes, de déductions fausses, et, pour tout dire en un mot, on essaie de l'accabler et de l'anéantir en le déclarant impossible. (De la suggestion hypnotique dans ses rapports avec le droit civil et le droit criminel, 1884.) »

C'est pourquoi, malgré les recherches patientes et courageuses de quelques observateurs, on peut dire que cette branche de la médecine est encore aujourd'hui à la période d'incubation.

A diverses époques, l'Académie de médecine a été appelée à se prononcer sur la valeur de la méthode. Jusqu'à ces derniers temps, elle a repoussé ces sortes de communications comme étant le produit de cerveaux mal équilibrés, d'hommes hallucinés, fourbes ou imposteurs. En 1831, le docteur Husson présenta cependant, au nom d'une commission chargée d'étudier les effets du magnétisme, un rapport favorable, dans lequel il déclarait que, considéré comme agent de phénomènes physiologiques ou comme moyen thérapeutique, le magnétisme devrait trouver sa place dans le cadre des connaissances médicales, et, par conséquent, les *médecins seuls devraient en faire ou surveiller l'emploi.*

Ce rapport, très judicieusement conçu, fut rejeté par la majorité des académiciens, et, en outre, il fut décidé qu'on ne s'occuperait plus, dorénavant, des questions de cette nature. — Tous les médecins ne partagèrent pas, heureusement, cette manière de voir, et quelques uns se livrèrent à des recherches sur le sommeil provoqué. Braid fut un des premiers qui fit faire un pas important à cette question (1841). Avant lui, la doctrine du mesmérisme était toute florissante, on croyait généralement que de l'opérateur au patient circulait un fluide, une certaine force électrique ou vitale, quelque chose d'éthéré et d'impalpable, qui avait une puissance de perception extraordinaire. C'est par ce fluide qu'on expliquait tous les phénomènes observés chez l'individu soumis à l'action du magnétisme. James Braid démontra qu'il n'était besoin ni de fluide vital, ni de force neurique pour provoquer ce sommeil particulier, auquel il donna le nom d'hypnotisme (*upnos*, sommeil.)

Pour lui, cet état dérive simplement de la condition physique et psychique du sujet. Les expériences multipliées et publiques qu'il fit dans plusieurs villes de l'Angleterre eurent pour effet d'attirer l'attention d'un grand nombre d'observateurs, et, quelques années plus tard, un de ses élèves, Azam, poursuivit, à Bordeaux, les mêmes recherches (1859), qui eurent un certain retentissement en dehors de la médecine officielle. Puis vinrent

Durand de Gros (1860); Demarquay et Giraud-
Teulon (1860); Liébault, de Nancy (1866); Bre-
mand, de Brest (1883), qui, s'inspirant des idées de
Braid et de ses élèves, s'efforcèrent de vulgariser
la théorie de la suggestion. Peu à peu le nombre
des adeptes a augmenté et, aujourd'hui, les savants
les plus distingués, comme Brown-Sequard, Jules
Simon, Charles Richet, n'hésitent pas à employer
le sommeil hypnotique, qu'ils considèrent comme
un agent curatif très puissant et très utile dans
certains cas. Les expériences de M. Charcot, à la
Salpêtrière, sont connues de toute la génération
médicale actuelle et contribuent puissamment à
généraliser l'emploi de ce mode thérapeutique.
Déjà, il est assez fréquent de lire dans les journaux
de médecine et les revues périodiques des observations ayant trait à cette matière. Tout récemment,
dans la *Semaine médicale*, M. Grasset a publié un
article fort intéressant à l'occasion d'une malade
qu'il a traitée et guérie par le sommeil hypnotique.

Dans cet article, le savant professeur de Mont-
pellier déclare que c'est là un remède pouvant
rendre de grands services, mais il nous met en
garde contre les dangers qui s'y rattachent. Il a ses
indications et ses contre-indications; il n'est pas
suffisamment connu pour fixer les règles de ses
usages thérapeutiques. Aussi, émet-il l'avis que les
médecins seuls aient le droit de s'en servir par la
même raison que, seuls, ils ont le droit d'employer
les poisons les plus violents. A l'appui de sa manière de voir, M. Grasset nous cite des cas d'hys-

térie et même de folie qu'il a eu à soigner et qui
n'avaient pas d'autre cause que les expériences
malsaines pratiquées par des magnétiseurs empiriques.

C'est ainsi que, peu à peu, en passant par le
contrôle scientifique, cette nouvelle méthode se
dépouille des scories qui l'obscurcissaient. Ce qu'é-
crivait Braid, en 1841, traduit seulement en 1883
par le docteur Jules Simon, nous pouvons le répé-
ter hardiment :

« *En définitive, je considère comme très avanta-
geux d'avoir acquis la connaissance de la production
et de l'application de ces effets, et de pouvoir les
mettre à profit dans la thérapeutique, quand même
nous devrions toujours ignorer leur cause réelle ou
le principe dont ils émanent. Qui pourrait dire
pourquoi ou comment la quinine et l'arsenic guéris-
sent la fièvre intermittente ? On sait cependant que
telle est leur action, et on les prescrit en conséquence.
— Certain, par mon expérience personnelle et par
le témoignage de quelques confrères dont le jugement
et la sincérité m'inspirent la plus grande confiance,
de la conquête d'un agent curatif important dans
une certaine classe d'affections, je ne veux point,
je le répète, préconiser ici une panacée universelle.
Appliqué avec discernement, ce procédé peut devenir
un immense bienfait.* »

II

MANIÈRE D'OPÉRER ET PRÉCAUTIONS A PRENDRE

Quand on a décidé d'employer le sommeil hypnotique pour combattre une affection quelconque, il est important de préparer son sujet. Pendant quelques jours avant l'époque fixée pour l'opération, on explique au malade le genre de traitement auquel il doit être soumis, on éloigne de son esprit les préjugés inhérents au magnétisme et généralement répandus, on lui fait entendre que ce sommeil n'a rien de surnaturel ni de dangereux et qu'il n'a pas d'autre but qu'une guérison rapide. Lorque le sujet est suffisamment préparé et tout disposé à se laisser endormir, on recommande autour de lui le silence le plus absolu, et l'on met en usage le procédé qui convient le mieux. Chaque opérateur a sa manière d'opérer. D'ordinaire, il suffit de regarder fixement le malade et de lui dire : « Dormez », pour que le sommeil arrive. Ce procédé réussit surtout après plusieurs séances. Il vaut mieux, quand on a affaire à un malade nouveau, placer un peu au-dessus de ses yeux, à une distance de 20 à 30 centimètres, un objet brillant, et attendre que la fatigue détermine l'occlusion des paupières ; d'autres fois, il suffit de lui maintenir les yeux fermés.

Quel que soit le procédé employé, l'endormeur ne s'écartera jamais du but poursuivi qui, dans tout les cas, doit être un but curatif, et il ne se laissera pas aller à des épreuves plus ou moins fantaisistes comme, par exemple, à déterminer chez l'hypnotisé la colère, la peur, l'ivresse, un état cataleptique intense et prolongé. Bien appliqué, le sommeil hypnotique n'offre aucun danger. Il serait étrange qu'un remède destiné à guérir les maladies nerveuses puisse devenir la cause efficiente de ces mêmes maladies. Tout dépend de la façon dont on opère.

La morphine est un médicament qui, bien manié, rend des services incontestables. Tout le monde sait cependant que son emploi exagéré entraîne des accidents de morphinomanie très graves. Si pour guérir la contracture d'un membre vous provoquez chez le sujet des états tels que le système nerveux soit désagréablement impressionné, il n'est pas douteux qu'à la longue les centres nerveux seront le siège d'une affection peut-être incurable. C'est comme si, pour soigner une pneumonie, on essayait les effets d'une médication sur une région quelconque de l'économie. L'attention de l'opérateur doit toujours être concentrée du côté de la partie malade afin de rendre à cette partie ses fonctions normales. Ainsi compris, l'hypnotisme est tout à fait exempt d'inconvénients. A peine si pendant le sommeil on peut noter un changement dans le pouls et la température. Certains auteurs ont constaté, il est vrai, des modifications des fonctions cardiaques et respiratoires.

. Mais ces épreuves ne doivent pas être faites au début du traitement, il faut tenir compte de l'appréhension naturelle du malade, de l'émotion qu'il éprouve, de l'effort qu'il a fait pour tenir les yeux fixés, de sa concentration psychique. Plus tard, après un certain nombre de séances, la seule modification que l'on puisse constater, c'est un léger refroidissement des extrémités ; quant au pouls, il reste le même, et quand il se réveille, le malade ne ressent aucune fatigue, il lui semble sortir d'un sommeil ordinaire que n'a troublé aucun mauvais rêve.

La suggestion hypnotique devient donc, entre les mains d'un médecin expérimenté, un remède inoffensif comparable à tous les autres remèdes, avec la différence qu'il n'est renfermé dans aucune officine pharmaceutique et qu'il agit en quelque sorte en mettant le système nerveux dans un état tel qu'il se trouve comme un instrument prêt à recevoir l'impulsion de l'opérateur. Si l'on presse les touches d'un piano, les notes correspondantes se font entendre ; si l'on excite les cellules cérébrales, on détermine des mouvements automatiques d'ordre réflexe. « Les phénomènes se produisent, dit Braid, en dehors de la volonté de l'opérateur, pourvu qu'il manifeste, par un geste ou par un attouchement interprété par le cerveau hypnotisé, une volonté qu'il peut ne pas avoir. Les mêmes passes, avec ou sans attouchement du membre, mesmérisantes ou démesmérisantes, pour employer le vocabulaire des magnétiseurs, peuvent déterminer *le même phénomène, soulèvement ou abaissement de la main. Les mouvements des sujets, provoqués par une certaine impression sensorielle, sont instinctifs et automatiques : c'est l'attitude du sujet qui commande le mouvement naturellement indiqué par cette attitude. Un muscle au repos se contracte, un muscle contracté se relâche sous l'influence de la même manœuvre. Une impression est-elle exercée sur la main ou le bras posé sur le genou, ce bras ne peut plus s'abaisser, il se soulève et devient rigide. La même impression a-t-elle lieu sur un bras maintenu en l'air, elle détermine le mouvement le plus naturel, l'abaissement du membre. Empêche-t-on l'élévation et l'abaissement du membre, la même impression provoquera des mouvements de latéralité. »* Il est donc inutile d'avoir recours à des raisonnements spécieux et mystiques pour donner l'explication des phénomènes psycho-physiologiques produits par la suggestion hypnotique ou post hypnotique.

Sans contredit, cette nouvelle méthode thérapeutique est appelée à rendre de grands services. Elle sera surtout utile dans les maladies chroniques d'origine nerveuse en dehors d'une lésion organique ayant entraîné d'irréparables désordres. Il est important que chacun apporte le résultat de ses expériences afin de restituer au charlatanisme ce qui lui appartient et de faire rentrer dans le domaine scientifique ce qui paraissait invraisemblable et impossible. Le temps n'est certainement pas éloigné où la pratique de l'hypnotisme sera l'apanage

exclusif de la profession médicale. Tout le monde
se récrierait si on permettait à un Barnum quelconque d'exhiber à un public les effets d'un poison,
comme la strychnine. Quoique plus lents, les effets
du magnétisme ne sont pas moins dangereux et, de
plus, ils ont une action déplorable sur l'esprit des
spectateurs naturellement enclins à accepter le
merveilleux et le surnaturel.

III

OBSERVATIONS ET RÉFLECTIONS

L'observation suivante, pleine d'intérêt et d'en-
seignement, servira de corollaire à tout ce qui pré-
cède par l'analyse des faits qui seront rapportés.
Il s'agit d'une demoiselle de vingt-six ans, soignée
et guérie par la suggestion hypnotique. Son histoire
est assez curieuse pour que je la raconte dans tous
ses détails.

Cette demoiselle a commencé d'être malade à
l'âge de vingt-deux ans. Elle eut à cette époque
une première crise nerveuse sans perte de connaissance. Quelques jours auparavant, elle avait éprouvé
une vive frayeur à la vue d'un gros chien boule-
dogue qu'une personne imprudente avait fait mine
de précipiter sur elle. Avant cela, santé parfaite.
Comme antécédents morbides, nous trouvons seulement une rougeole à l'âge de cinq ans ; pas d'autre

maladie grave. Réglée à quatorze ans ; dans l'in-
tervalle, légère leucorrhée. Comme antécédents
héréditaires, rien de bien important à signaler.
Père mort à soixante-cinq ans d'une hémorrhagie
cérébrale. La mère se porte bien ; elle est âgée de
soixante ans ; elle n'a jamais eu d'attaques de nerfs ;
elle est cependant sujette à ce qu'en langage vul-
gaire on appelle des vapeurs, et, parfois, à la suite
d'une forte émotion ou d'une vive contrariété, elle
a eu la sensation de la boule hystérique. Trois
frères pleins de santé ; deux sont soldats, l'autre
fait le commerce des vins.

Depuis la première crise de nerfs qui remonte
à quatre ans, l'état général s'est sensiblement altéré.
Eruption eczémateuse tantôt aux mains, tantôt
sur le visage, tantôt au fond de la gorge ; perte
de l'appétit, dégoût de la viande, anémie profonde,
gastralgie habituelle, céphalalgie fréquente. Les
crises deviennent plus intenses et durent davantage. Quand je suis appelé pour voir cette malade,
j'assiste à une attaque d'hystérie classique avec ses
trois phases bien distinctes. Malgré l'hydrothérapie,
une alimentation substantielle, une préparation
ferrugineuse, la maladie fait toujours des progrès.
Survient une aphonie qui résiste à toute médication
et persiste pendant onze mois. Les fonctions
digestives sont de plus en plus paresseuses ;
sur la langue un dépôt considérable de saburre.
Pour toute nourriture, Mlle X... prend ou du
tapioca, ou du lait, ou du chocolat, et encore faut-
il que sa mère use de toute son autorité. Je

conseille alors une cure à Amélie-les-Bains (6 juillet 1883). Le séjour d'Amélie amène une légère amélioration qui ne se maintient pas. De retour chez elle à P..., la malade a de nouveau des crises de nerfs fréquentes (août 1883). Les membres inférieurs peuvent à peine la supporter et bientôt après se déclare une véritable paraplégie. Cette paraplégie dure trois mois et disparaît grâce à la métallothérapie et à l'administration de pilules de nitrate d'argent, lesquelles ont encore pour effet de diminuer la fréquence et l'intensité des crises nerveuses. Toutefois l'état général est mauvais. M{^{lle}} X... ne sort plus, elle ne quitte plus sa chambre; un rien l'agace et la contrarie; l'alimentation est à peu près nulle. Je songe alors au gavage par le tube de Faucher (1884). Tous les jours, j'introduis dans son estomac 500 grammes de lait, 200 grammes de bouillon, 60 grammes poudre de viande. Grâce à ce traitement fort bien supporté, M{^{lle}} X... sent ses forces renaître; l'enduit saburral de la langue est moins épais, l'état général est meilleur. Malheureusement une seule crise détruit les heureux effets obtenus, et la moindre cause suffit pour la faire éclater: un temps sombre et pluvieux, une fanfare qui passe, le roulement d'un tambour, un chant d'église, une visite intempestive, un rien. Pour éviter à la malade les dangers d'une sequestration prolongée, j'ordonne un voyage lointain dans les environs de Paris (juillet 1884).

Un pareil voyage n'était pas sans danger par suite de la faiblesse extrême de la malade et des

attaques auxquelles elle était sujette. Je persuadai
à la famille que le danger était encore plus grand
si Mlle X. continuait à garder la chambre, et le
départ fut décidé. Profitant de ce que je savais sur
la suggestion à l'état de veille, j'intimai l'ordre à
ma malade de n'avoir aucune crise pendant la route.
Est-ce le hasard ou la suggestion? Toujours est-il
que Mlle X. arriva à destination comme je l'avais
voulu. Le changement d'air, le plaisir de revoir des
parents si éloignés eurent un excellent effet sur la
malade. Malheureusement son séjour ne fut pas
assez prolongé; elle revint à P., où, de nouveau, se
réveillèrent les mêmes symptômes morbides. Je
passe rapidement sur les divers incidents patholo-
giques qui n'ajouteraient rien à l'intérêt de cette
observation. Malgré les lavages de l'estomac, malgré le gavage, malgré les pulvérisations d'éther,
malgré le nitrate d'argent et un régime sévère,
l'état de Mlle X. s'aggrave de jour en jour. Elle se
plaint sans cesse d'une douleur très-vive au creux
de l'estomac s'irradiant du côté droit; la mens-
truation devient très irrégulière, la langue reste
chargée d'une épaisse couche de matières saburra-
les, la bouche est le siège d'ulcérations aphtheuses,
les dents se carient, les gencives sont saignantes;
faiblesse extrême; hypochondrie. La malade reste
au lit presque toute la journée; elle se plaint d'une
céphalalgie continuelle et, le soir, la température at-
teint près de 40 degrés. C'est le commencement de
la fièvre hectique. En présence de ces symptômes
alarmants et de l'insuccès du traitement suivi, je

dis à la famille qu'il ne reste qu'un seul espoir de
guérison, c'est d'avoir recours au sommeil hypnotique. L'idée de soumettre leur fille à une pratique
extraordinaire fait hésiter quelques jours les parents. — Convaincus que je ne me livrerais à aucune expérience mystique et dangereuse, et d'autre
part poussés par l'état déplorable de la malade, ils
finissent par accepter.

Première séance du 15 mai 1886.

Ce n'est pas sans une certaine appréhension que
je m'approche de la malade pour l'endormir. Je
savais que la fixation prolongée du regard pouvait
déterminer une attaque de nerfs, et le succès
n'était rien moins que certain. Contre mon attente,
dans moins de cinq minutes, Mlle X... ferme les
yeux et s'endort profondément. J'obtiens du premier coup le somnambulisme profond, le sixième
degré de M. Liébault, caractérisé par la perte de
relations avec le monde extérieur. Dans cet état,
les phénomènes suggestifs atteignent leur plus
grande expression ; le souvenir de tout ce qui s'est
passé pendant le sommeil est absolument éteint et
ne peut être réveillé. Comme le dit le docteur
Bernheim, le sujet reste endormi à la volonté de
l'opérateur et devient un automate parfait, docile à
tous ses ordres. C'est ce que j'ai pu constater dans
cette première séance, qui, d'ailleurs, a été très
courte. C'était une séance en quelque sorte prépa-
ratoire, destinée à me faire connaître l'individualité

propre du sujet, et sa docilité à exécuter les mouvements automatiques commandés, ou à ressentir
les phénomènes sensitivo-sensoriels communiqués.
Je n'ai pas eu le moindre accident hystérique ; les
membres sont restés dans la résolution, le sommeil
a été très calme. J'ai fait voir à la malade une table
bien garnie ; je lui ai suggéré l'envie de s'asseoir à
cette table, à côté de ses parents et de manger.
Puis j'ai dit : « Vous ne dormez plus ? » Trois
minutes après, Mlle X... a ouvert péniblement les
yeux, a regardé autour d'elle, et a demandé quelles
épreuves nous avions faites sur elle.

Le lendemain, deuxième séance. Je l'endors avec
la même facilité. Une fois endormie, je lui recommande de se mettre bien à son aise, et puis je la
fais assister à un petit déjeuner imaginaire. L'obéis-
sance est parfaite. Mademoiselle X... éprouve toutes
les satisfactions sensorielles que je lui suggère, et
elle mange comme si réellement elle était à table ;
la mimique est parfaite. Avant de la réveiller, je
lui dis qu'elle n'éprouvera aucune fatigue, et que
le soir à quatre heures elle demandera un œuf à
la coque qu'elle prendra avec plaisir et que son
estomac digèrera sans difficulté.

Troisième séance le 17 mai

Avant d'opérer, je me fais raconter par la malade
ce qui s'est passé la veille. Elle me dit que la fatigue
a été à peu près nulle. Vers les trois heures, elle a
ressenti quelque chose d'indéfinissable (elle n'était

nullement prévenue de ce que je lui avais suggéré).
Maman, a-t-elle dit, je voudrais bien prendre quelque chose, mais je ne sais quoi. Dès que l'heure
fixée d'avance est arrivée, elle a demandé un œuf
à la coque, dont elle a mangé seulement la moitié.
La digestion en a été un peu laborieuse et la nuit
a été un peu agitée. On comprend aisément que
nous avons encore affaire à un estomac délabré
ayant perdu l'habitude de fonctionner et insuffisam-
ment préparé.

Instruit de ces détails, j'endors Mademoiselle
X... dans moins d'une minute. Cette séance, je la
donne dans son entier, parce qu'elle est instructive
à tous les points de vue. On y verra de quelle
manière précise il faut poser les questions à l'hypnotisée, et ma préoccupation constante de réveiller
les fonctions éteintes de la muqueuse digestive.
Ne pas oublier que la malade est couchée dans son
lit ; je suis debout à côté d'elle. Sa mère et son
frère sont assis au pied du lit, derrière le rideau.

« Ah ! je suis content de voir que vous avez fait
toilette pour le voyage que nous allons faire. Ce
chapeau que vous portez est magnifique. »

— Pas trop.

« Où l'avez-vous acheté ? »

— A Perpignan.

« Cette robe est d'un goût exquis. »

— Vous trouvez ? Elle n'est pas bien belle.

« Voici la voiture, l'entendez-vous ? »

— Oui, mais la voiture me fait mal.

« Ne craignez rien, vous ne serez pas du tout incommodée. »

— Allons, puisque vous le voulez.

« Nous voici arrivés à la gare. Le train est là. »

— En effet, j'entends le sifflet de la locomotive.

« Prenons place. Tiens ! nous sommes en compagnie de la famille P... (une famille qu'elle connait.) »

— Elle salue et dit : Vous avez un bien bel enfant. Quel âge a-t-il ?

« Je réponds : Quatre ans. La malade a réellement entendu la voix de M. P..., et s'est trouvée satisfaite de la réponse.

» Nous voici arrivés à la gare de Narbonne. Ce n'est pas encore l'heure du déjeuner, mais l'appétit commence à se faire sentir. »

— Je mangerais bien quelque chose.

• « Vous voudriez vous mettre à table ? »

— Il me semble que je le ferais avec plaisir. Je prendrais volontiers un peu de bouillon.

« Tout à l'heure, quand nous serons à Carcassonne. En attendant, pour stimuler davantage l'appétit, faisons-nous servir de l'absinthe. »

— Oh ! non, c'est trop fort.

« Garçon ! deux absinthes. Buvez, Mademoiselle, ce n'est pas fort. Vous trouvez cette boisson délicieuse. »

— C'est vrai. Je ne l'aurais pas cru si bonne.

« Ne restons pas plus longtemps ici. Le train n'attend personne. »

— Je crois, en effet, qu'il va partir.

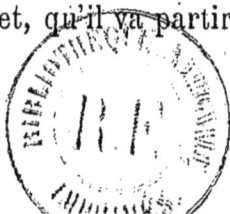

« Nous poursuivons notre route. Nous voici à Lézignan. »

— Ces arrêts sont assommants. J'aime mieux les trains rapides ; ont est plus tôt rendu. Tout le monde nous regarde ; je veux baisser les stores. Oh ! ce rrrou ! (bruit du rideau).

« Çà vous agace ? »

— Enormément.

« Tirez celui-ci ; ça ne vous agace plus. »

— Pas autant.

« Point du tout ».

— C'est vrai, point du tout. »

« Nous voici à Carcassonne. »

— Ce n'était pas trop tôt. J'ai faim.

« Garçon ! débarrassez-nous de tous nos bagages et servez-nous un bon déjeûner dans un salon particulier. Nous voilà enfin à table. Ne trouvez-vous pas que ce bouillon a des yeux appétissants ? »

— Cela remonte l'estomac.

« Il vous tardait de prendre quelque chose. On voit que maintenant vous n'êtes plus malade. »

— Je ne suis pas tout à fait guérie ; mais je vais beaucoup mieux.

« Ce beefteak aux pommes m'a l'air d'être fameux. »

— Nous verrons bien. Il y a longtemps que j'en ai perdu le goût.

« C'est étonnant comme vous mangez bien, »

— Pour ça, je ne suis pas tout à fait guérie.

« Ça viendra. Tenez, ces cèpes à l'huile sont délicieux. »

— Je vous remercie, j'ai fini.

« Deux seulement. »

— Puisque vous le voulez.

« Vous voyez bien que vous les trouvez excellents. Votre estomac se comporte admirablement bien ; il fonctionne d'une façon irréprochable ; la digestion s'opère sans difficulté. »

— Je me trouve bien. Il y avait longtemps que je n'avais si bien mangé.

« Vous prendrez bien encore de cette omelette. »

— Merci. Elle me ferait mal.

« Voyez comme elle est bien réussie. Rien que ce morceau. — Vous le trouvez très bon. »

— Il n'est pas mauvais.

« Vous en voulez un peu plus. »

— Tout de même.

« Mangez cette orange pour dessert. Pelez-la. »

— Mademoiselle pèle l'orange, en prend une côte et s'écrie : Comme c'est froid ! Elle fait mine de laisser tomber de sa bouche les pépins dans l'assiette.

« Attention ! vous allez vous salir. Essuyez-vous. »

— Elle prend un mouchoir, placé devant elle sur le lit, et s'essuie.

« Garçon ! dis-je alors, vous nous avez donné un bon déjeuner. Vous adresserez nos félicitations au chef. »

— C'est un vrai cordon bleu, réplique Mlle X...

« Nous voici de nouveau en voiture. Nous arrivons à P... »

— A votre réveil, vous ne ressentirez aucune fatigue. Vous n'aurez plus aucune crise nerveuse. Ce soir, à 5 heures, vous prendrez un tapioca que vous digèrerez fort bien. Après cela, vous demanderez la moitié d'une orange que vous mangerez avec volupté. Adieu, je m'en vais ; vous ne dormez plus, réveillez-vous.

Le sommeil persiste encore une minute et la malade se réveille sans fatigue, disant qu'elle a l'estomac plein comme après un bon déjeuner.

RÉFLEXIONS. — Ainsi qu'on a pu le voir, toute l'attention de Mlle X..... est dirigée du côté des organes de la digestion. Il n'est question que de digérer facilement, de n'avoir plus de douleur gastralgique, aucune palpitation nerveuse, aucune attaque de nerfs. Il serait imprudent de se livrer à des expériences curieuses, intéressantes pour l'opérateur, nuisibles pour la malade. Celle-ci répond admirablement bien à toutes les idées suggérées ; elle obéit avec une ponctualité remarquable. L'image invoquée est tout de suite devant les yeux, et pour elle c'est la réalité. C'est ainsi qu'elle se voit habillée, qu'elle se sent emportée dans une voiture, qu'elle entend le sifflet de la locomotive, qu'elle voit, entend et salue des personnes connues, qu'elle sent approcher l'heure du déjeuner, qu'elle éprouve des tiraillements d'estomac. Mais elle n'oublie pas encore qu'elle est malade et souvent elle rappelle son affection. Pendant le repas imaginaire elle ressent toutes les satisfactions sensorielles que provoquent les aliments ingérés. Nous croyons arriver ainsi à transformer la muqueuse du tube digestif par voie indirecte. De même qu'il a suffi d'une irritation intense et prolongée pour déterminer la maladie gastrique, de même nous estimons qu'en excitant d'une certaine façon le pneumogastrique et le grand sympathique nous obtiendrons une modification heureuse du côté des organes de la digestion. Suivant Claude Bernard, au moment de la section des nerfs pneumogastriques, il se produit dans la muqueuse de l'estomac un changement d'état immédiat : elle se décolore, elle perd sa sensibilité et le suc gastrique n'est plus sécrété. Que si l'on impressionne les nerfs vagues, par le moyen de la suggestion hypnotique, d'une façon telle que la sensibité de la muqueuse augmente et que la sécrétion du suc gastrique devienne plus active, il est permis d'espérer une modification favorable, et le retour de la vie dans un organe qui avait perdu l'habitude de fonctionner.

C'est en me basant sur ces principes physiologiques que j'ai entrepris le traitement de ma malade par le sommeil provoqué. Il est possible que ces phénomènes soient autrement compris et que l'on donne pour les expliquer une théorie plus séduisante; ce qui est incontestable et ce que la suite de cette observation va démontrer, c'est que les effets produits ont été excellents et que nous avons obtenu par ce moyen thérapeutique une guérison inespérée.

Le 18 mai, je revois ma malade. Elle a exécuté

de point en point l'ordonnance formulée pendant le sommeil. Pas la moindre fatigue consécutive. A 5 heures elle a pris avec plaisir le tapioca, puis elle a mangé la moitié d'une orange. La douleur du creux épigastrique n'a plus reparu. Les crises nerveuses sont complètement écartées. Le caractère lui-même se ressent de cette amélioration dans l'état général. M¹¹ᵉ X. a une grande confiance dans ce traitement nouveau, et elle croit à une guérison prochaine.

Devant un pareil résultat, la famille m'engage à poursuivre mes expériences. La séance mérite d'être rapportée. La voici textuellement.

« Bonjour, Mademoiselle. »

— Bonjour, Monsieur.

« Comment vous portez-vous? »

— Je vais beaucoup mieux

« Depuis que vous êtes guérie, vous êtes invitée de tous les côtés. Vous savez qu'aujourd'hui nous allons déjeuner chez M. C., à L.....? »

— M. C... fait généralement bien les choses. Nous aurons un bon déjeuner. Tant mieux, car j'ai faim.

« Parfumez votre mouchoir avec ce Lubin. »

— Quel agréable parfum !

« Bien. Vous êtes prête. Montons en voiture. Elle ne vous fait plus de mal. »

— Je suis maintenant habituée aux voyages.

« Le cocher fouette les chevaux. Nous partons. »

— Ces chevaux sont bien fringants.

« Ne craignez rien. Nous ne courons aucun danger. »

— Je n'ai pas peur.

« A votre air radieux, on ne dirait pas que vous avez été malade. Vous n'avez jamais éprouvé un si grand bien-être. »

— Il reste encore quelque chose.

« Non, il ne reste rien. Vous êtes tout à fait guérie. »

— C'est vrai, je n'ai plus aucun mal.

« Déjà l'estomac vous réclame quelque chose. »

— Je mangerais, en effet. Il me tarde d'arriver.

« Tiens ! regardez M. B... qui passe. Il vous salue. »

Mlle X... salue et dit : — Je connais très-bien M. B... C'est mon premier professeur de chant.

« Vous savez donc chanter ? »

— Depuis que je suis malade, je ne chante plus.

« Maintenant que vous avez recouvré la santé, vous chanterez comme autrefois. »

— Je l'aurai oublié.

« Nous arrivons chez M. C... Descendez. Prenez garde ! votre robe s'accroche au marchepied de la voiture. »

— Ah ! merci, j'ai failli la déchirer.

« Voici M. C..., présentez-lui vos amitiés. »

— Bonjour, M. C... Vous êtes bien bon d'avoir pensé à nous et d'avoir bien voulu nous inviter à déjeuner.

« Que vous dit M. C...? »

— Il me demande des nouvelles de ma santé. Je vous remercie, M. C..., je vais bien à présent. Où sont ces demoiselles? Ah! je les aperçois sur la terrasse.

« Enfin, nous voilà à table. »

— Ce n'était pas trop tôt.

« Voulez-vous du beurre? »

— Volontiers. Il est excellent ce beurre. N'oublions pas d'y mettre un peu de sel.

« Cette petite tranche de saucisson? »

— Croyez-vous qu'elle ne me fera pas du mal?

« Vous en avez trop envie. »

— C'est vrai.

« Vous devez avoir soif. »

— Oui, le saucisson m'a altérée. Qu'est-ce que c'est?

« Du Bordeaux. »

— M. C. nous traite bien; C'est d'ailleurs son habitude. Il est bien bon, ce Bordeaux.

« Je vous sers un morceau de filet. »

— Il me paraît bien tendre.

« Voici du pain. »

— Non, je n'en mange pas encore. Cela me ferait du mal.

« Ce tout petit morceau. »

— Essayons, puisque vous le voulez.

« Vous voyez bien que vous le mangez avec plaisir et que votre estomac le digère à merveille. »

— Ma foi, je mangerai bientôt quoi que ce soit, pour peu que cela continue.

« Mlle C... vous offre du veau aux petits pois. »

— Je vous en prie, ne me donnez plus rien. Je ne suis pas habituée à manger autant.

« Vous prendrez seulement cette cuillerée de petits pois. »

— J'espère que vous serez content de moi. Je fais tout ce que vous voulez.

« C'est un plaisir de vous voir manger. Ce qu'il y a de remarquable, c'est que vous dites toujours : cela me ferait du mal, et puis, quand vous avez entamé le plat, il le faudrait tout entier pour vous. »

— C'est vrai. Je n'y comprends rien.

« C'est bien simple ; c'est que vous êtes guérie et qu'il vous faut rattraper le temps perdu. »

— Le fait est que, depuis que je ne mangeais pas, j'en avais perdu l'habitude.

« M. C... vous demande des nouvelles de votre frère aîné, le capitaine. »

— Il va très bien, M. C...; nous avons de lui des nouvelles toutes fraîches ; il nous a écrit hier. Nous l'aurons bientôt au milieu de nous.

« Que prendrez-vous pour dessert ? »

— Je me contenterai de tremper ce biscuit.

« Entendez-vous ce monsieur qui se trouve à votre gauche et qui parle sans cesse de ses chevaux ? »

— Oui, je l'entends, il m'agace depuis long-temps.

« Voici un moyen pour qu'il ne vous agace plus. Flanquez-lui cette assiette sur la tête. »

— Vous plaisantez, devant tout le monde ? Ce serait de la dernière inconvenance.

« Peu importe. De cette manière nous ne l'entendrons plus. »

— J'ai bien envie de le faire ... Mais non, je n'ose pas.

« Tenez, voici l'assiette. Allez ! »

— Ma fois, tant pis. (Mouvement pour jeter l'assiette — grands éclats de rire) ... Eh bien ! il fait une jolie tête maintenant ! — C'est comme ça, monsieur, vous savez, il ne m'en faut pas beau-coup ..... Tout de même, qu'est-ce qu'on va dire de moi ?

« Personne ne s'en est aperçu. »

— Tant mieux — (nouveaux éclats de rire).

« Nous passons au salon. Je chante. On applau-dit. »

— Et moi aussi — (elle applaudit). Vous chan-tez très-bien.

« Allons faire un tour de promenade au jardin »

— Ce n'était pas trop tôt. Ah ! qu'il fait bon respirer l'air de la campagne.

« On vient nous prendre. La voiture est là. Nous partons. Nous sommes de retour à P... Il ne reste plus rien de votre déjeuner ; la digestion est parfaite. Pourriez-vous me dire quand nous avons déjeuné à L..., chez M. C... ? »

— Oui. Tout-à-l'heure.

« Non. C'est hier matin — (silence). Je vous dis que c'est hier. »

— En effet, maintenant je m'en souviens.

« Aujourd'hui il n'est pas question de déjeuner. Je veux vous administrer un purgatif. »

— Comme vous voudrez. Qu'est-ce que vous allez me donner ? Je suis un peu difficile.

« Du Rubinat. »

— C'est bien mauvais.

« Le mien est excellent. Buvez. »

— Il est assez bon, mais celui de M. C... est meilleur.

« Ce soir, à deux heures, vous aurez une garde-robe assez abondante ; bientôt après une deuxième, et ce sera fini. Puis, vous irez vous promener avec votre frère. Vous rentrerez à trois heures pour sucer une côtelette et prendre du tapioca. Adieu, je vous quitte. Réveillez-vous, vous ne dormez plus. »

Cette séance, relativement longue, n'a été suivie d'aucune fatigue pour la malade. La journée s'est passée comme je l'avais prescrit. A deux heures, première garde-robe suivie, peu de temps après, d'une deuxième. La promenade n'a pas eu lieu à cause du mauvais temps, mais l'idée a été exprimée et l'intention a été manifestée. A trois heures, tapioca et côtelette.

Comment expliquer cette ponctualité à exécuter les ordres donnés pendant le sommeil hypnotique ? Je crois qu'il faut voir là une simple association des idées. Demandez au sujet réveillé ce qu'il fera dans la journée, il vous répondra qu'il n'en sait rien. Le besoin naît sitôt que le moment précis arrive. Il n'est pas nécessaire d'attendre ce moment pour que le sujet ressente et exprime la sensation suggérée. Si, par exemple, j'ai dit pendant le sommeil : à quatre heures vous prendrez un œuf à

la coque, il suffit de prendre sa montre, de regarder
fixement la malade et de lui dire : « Il est quatre
heures, que désirez-vous ? » La réponse ne se fera
pas attendre. L'heure exprimée à haute voix appelle
l'ordre donné. J'ai fait cette expérience plusieurs
fois ; le résultat a toujours été le même.

Je passerai sous silence les séances suivantes.
Ce sont toujours des repas imaginaires ayant pour
but d'agir sur le système nerveux et par contre-
coup sur le tube digestif. Progressivement j'ai varié
l'alimentation en me guidant sur la susceptibilité
de l'estomac. En même temps que je réveillais
l'activité des fonctions digestives, j'écartais tout
ce qui était capable d'impressionner les centres
nerveux d'une façon désagréable. Mlle X.... ne
sortait plus ; je lui ai donné l'amour de la promenade ; elle avait la société en aversion, elle ne
voyait plus ses amies, elle ne pouvait se livrer
à aucun travail ; j'ai voulu et obtenu l'amour de la
société, elle est allée elle-même rendre visite à ses
amies, elle a repris son travail de broderie et de
couture. Certaines mauvaises habitudes dont elle
ne pouvait pas se défaire, comme celle de se ronger
les ongles, de déchirer avec les dents les coins des
mouchoirs, je les ai radicalement supprimées. Le
bruit de la musique, un simple roulement de
tambour, les chants d'église déterminaient auparavant des attaques de nerfs ; elle est aujourd'hui
insensible à tout cela. La fumée du tabac lui était
particulièrement désagréable ; elle aime à respirer
cet agréable parfum.

En écartant toutes les causes d'irritation, en réglant une alimentation de jour en jour plus substantielle, en favorisant par des exercices variés la digestion des aliments ingérés, en régularisant les gardes-robes, je suis parvenu à guérir une maladie profondément enracinée qui avait résisté à tous les moyens thérapeutiques. Nous étions certainement à la dernière période de l'anémie, à la période cachectique. C'est après avoir épuisé tous les remèdes connus pour combattre cette maladie et c'est tout à fait en dernier ressort que nous avons eu recours à un mode de traitement, dont nous soupçonnions à peine la puissance curative et que nous ne connaissions que par les travaux publiés.

IV

INTERPRÉTATION

Comme le dit le docteur Bernheim, aucun de ces phénomènes n'est contraire aux conceptions physiologiques et psychologiques que la science a établies jusqu'à ce jour. « *Longtemps la vérité a été noyée dans un flot de pratiques nébuleuses et d'insanités chimériques,* ajoute le savant professeur de Nancy, *si bien que l'histoire du magnétisme apparaît comme une des plus grandes divagations de l'esprit humain. Les hommes de science ont rejeté ce qui était la négation de la raison, la science classique a repoussé ce qui n'était pas de son domaine. Un charlatanisme éhonté, achevant le discrédit, a seul continué à exploiter la crédulité publique.* »

A cause même de ce discrédit, il a fallu un certain courage à tous ceux qui se sont efforcés de dégager la vérité des ténèbres qui la tenaient cachée. Diverses théories ont été émises pour expliquer les faits extraordinaires constatés chez les personnes hypnotisées. Le premier coup qu'il fallait frapper, c'était de réduire à néant l'hypothèse d'un fluide vital, la doctrine du mesmérisme. Nous avons vu plus haut que Braid, en découvrant l'hypnotisme, prouvait que cet état était purement subjectif et ne dépendait nullement d'une force mystérieuse émanant du magnétiseur. Déjà à cette époque (1842) le médecin de Manchester écrivait ceci : « *Les magnétiseurs affirment positivement qu'ils peuvent accomplir certains effets que je n'ai jamais pu provoquer par ma méthode, quoique je l'ai essayé. Les effets auxquels je fais allusion sont, par exemple, de lire l'heure sur une montre tenue derrière la tête ou placée au creux épigastrique, de lire des lettres pliées ou un livre fermé, de reconnaître ce qui se passe à des kilomètres, deviner la nature des maladies et en indiquer le traitement sans connaissances médicales, de magnétiser des sujets à la distance de plusieurs kilomètres, sans que le sujet ait connaissance de l'opération qu'on se propose de faire.* »

Encore aujourd'hui, les magnétiseurs de profession se livrent publiquement à des expériences sur des sujets qu'ils ont dressés et provoquent des phénomènes qu'ils expliquent par la transmission de la pensée, par la faculté du sujet de lire dans le cerveau de l'opérateur. Ces pratiques absurdes se font sous l'œil vigilant de la police et ont pour effet de rendre plus vivaces les préjugés attachés au magnétisme. On ne sait pas encore jusqu'à quel point l'acuité des sens peut se développer chez la personne hypnotisée. Grâce à un exercice prolongé, on dresse un sujet et on l'amène à entendre l'opérateur à une grande distance, alors que les spectateurs ne distinguent que le mouvement de ses lèvres. Rappelons à ce propos l'article de Braid dans le *Medical Times* du 26 mars 1842 : « *La prétendue faculté de voir, à l'aide d'autres parties du corps que les yeux, est pour moi un leurre. Il est manifeste cependant que certains sujets peuvent décrire la forme d'un objet tenu à la distance d'un pouce et demi de la peau, près de la nuque, du sommet de la tête, près du bras, de la main ou d'autres parties du corps, mais voici l'explication de la sensation qu'ils éprouvent : la sensibilité de la peau, exaltée à l'extrême, leur permet de reconnaître la forme des objets qu'on leur présente ainsi, par la tendance de ces objets à émettre ou à absorber du calorique. Il ne s'agit toutefois pas de la vue, mais du toucher. De même, j'ai pu me convaincre, ainsi que d'autres, que les patients sont portés à suivre les mouvements de l'opérateur, non par une puissance magnétique particulière inhérente à lui, mais en raison de l'exaltation de leur sensibilité, qui leur permet de discerner les courants d'air qu'ils suivent ou qu'ils évitent, en quelque sorte, selon leur direction. Ce fait est acquis, et j'ai montré qu'un patient peut sentir et suivre les mouvements d'un entonnoir de verre mû dans l'air, à la distance de quinze pieds.* »

L'existence d'un fluide vital étant écartée, comment interpréter les phénomènes obtenus dans le somnambulisme provoqué ? Braid se contenta de prouver que ce sont là des phénomènes de suggestion, mais il n'en rechercha pas le mécanisme physiologique ou psychologique. Je ne parle pas de la doctrine électro-biologique professée vers 1848 dans les Etats-Unis, et qui n'est autre chose que le Braidisme. Il faut arriver jusqu'en 1860 pour trouver une étude sérieuse sur l'interprétation des faits hypnotiques et post-hypnotiques. Dans un travail remarquable ayant pour titre : *Cours théorique et pratique du braidisme ou hypnotisme nerveux,* le Dr Durand, de Gros, sous le pseudonyme de Philipps, divise en deux temps l'opération braidique, correspondant à deux états de la cellule célébrale. Dans le premier temps, qui est ce qu'il appelle *l'état hypotasique,* il y a accumulation dans le cerveau de la force nerveuse par suite de la suppression de l'exercice de la pensée. Que cette force nerveuse soit mise en mouvement vers un point quelconque du cerveau par le moyen de la suggestion, nous obtenons le deuxième temps de Philipps, l'état idéoplastique. Cette conception physiologique fort ingénieuse n'eut pas un grand succès dans le public médical, qui, d'ailleurs, considérait encore le magnétisme comme un amusement propre à stupéfier les badauds et à intéresser les faibles d'esprit.

En 1866, le docteur Liébeault fit paraître un livre intitulé : *Du sommeil et des états analogues considérés surtout au point de vue de l'action du moral sur le physique.* Dans ce livre, le docteur de Nancy expose, pour l'interprétation des phénomènes produits pendant le sommeil hypnotique, une théorie qui n'est pas éloignée de celle du docteur Philipps. La suppression de la pensée, consécutive à la fixation prolongée du regard, détermine une sorte de catalepsie suggestive qui met l'hypnotisé à la merci de l'opérateur ; ce dernier provoque par la suggestion toutes les impressions sensitivo-sensorielles.

En 1883, Brown-Sequand publie dans la *Gazette hebdomadaire* : « *L'acte initial lui-même, à l'aide duquel un individu est jeté dans l'hypnotisme, n'est qu'une irritation périphérique (d'un des sens ou de la peau) ou centrale (par une influence d'une idée ou d'une émotion) qui produit une diminution ou une augmentation de puissance dans certains points de l'encéphale, de la moelle épinière ou d'autres parties, et le braidisme ou l'hypnotisme n'est rien autre chose que l'état très complexe de perte ou d'augmentation d'énergie dans lequel le système nerveux et d'autres organes sont jetés sous l'influence de l'irritation première périphérique ou centrale. Essentiellement donc, l'hypnotisme n'est qu'un effet et un ensemble d'actes d'inhibition ou de dynamogénie* ». Cette vue théorique donnée sur l'hypnotisme ne nous paraît pas aussi clairement exprimée que celle que nous avons donnée plus haut appartenant au docteur Liébeault.

En 1884, le docteur Bernheim, dans son livre : *De la suggestion dans l'état hypnotique et dans l'état de veille*, s'étend longuement sur cette question. Après avoir discuté les diverses théories émises, il donne la formule suivante pour résumer le mécanisme de la suggestion : « Accroissement de l'excitabilité réflexe idéo-motrice, idéo-sensitive, idéo-sensorielle. »

Toutes ces vues théoriques ne suffisent certainement pas pour expliquer certains phénomènes hypnotiques. Nos connaissances en physiologie et en psychologie ne sont pas assez étendues. Comment se fait-il, par exemple, que l'hypnotisé ne soit en rapport qu'avec l'opérateur ? il n'entend, ne voit et ne sent que ce que ce dernier veut. Les partisans du fluide vital ne sont pas embarrassés dans ce cas ; pour eux l'interprétation est bien simple, mais pour nous, qui repoussons l'existence de ce fluide, nous devons chercher ailleurs cette interprétation. Ne serait-ce pas à cause de l'agencement moléculaire des cellules nerveuses ? L'opérateur a impressionné ces cellules d'une certaine façon, propre à son individualité ; elles ne sont sensibles qu'à son influence.

Un autre phénomène remarquable qui n'est pas moins difficile à expliquer et que le fluide magnétique n'arriverait pas à éclaircir, c'est celui-ci :

Suggérez à l'hypnotisé que tel jour, à telle heure, il aura une garde-robe ; la garde-robe aura lieu au moment précis. C'est une expérience que nous avons faite souvent et qui nous a toujours réussi. Pour l'interprétation de ce fait nous ne pouvons établir que des suppositions plus ou moins hypothétiques. En attendant la découverte de la clé de ces phénomènes, il nous suffit de savoir qu'ils existent et de les provoquer en temps opportun.

Encore un autre fait curieux que je n'ai vu cité nulle part ; c'est le suivant : l'hypnotisé n'entend plus l'opérateur quand ce dernier s'adresse incidemment à une personne de l'entourage. Ainsi, par exemple, supposons l'opérateur parlant au sujet et que tout d'un coup il s'arrête pour interpeller un individu quelconque ; le sujet n'entend pas cette interpellation.

Pour ce qui regarde les effets curatifs, il est difficile de prévoir jusqu'où l'on peut aller. Voici deux exemples de guérison qui paraissent extraordinaires et qui, cependant, sont l'expression de la vérité.

J'arrive un jour chez ma malade et je la trouve en proie à une toux quinteuse et qui la fatiguait beaucoup. Elle me dit qu'elle était ainsi depuis la veille au soir, qu'elle avait peu dormi, et qu'elle avait eu de la fièvre. Comme je devais l'endormir pour mes expériences habituelles, je profitai du sommeil hypnotique pour lui suggérer qu'elle ne toussait plus, qu'elle n'éprouvait plus aucun feu dans la poitrine, en un mot, qu'elle n'avait plus rien. A son réveil, plus de toux, plus de feu dans la poitrine, plus de fatigue, guérison radicale, et cette guérison s'est maintenue.

Voici qui est encore plus extraordinaire, et que beaucoup de mes confrères refusèrent de croire.

Un matin je vis ma malade le côté gauche du visage enveloppé d'une épaisse couche de ouate. J'étais resté trois jours absent, et, justement, depuis trois jours, elle souffrait horriblement d'une dent molaire. Je provoque le sommeil hypnotique, et je dis à Mlle X... : « Je vous arrache la dent ; — vous ne l'avez plus ; — la voici. — Vous ne souffrirez plus. » A son réveil, Mlle X... cherche en vain sa dent avec la langue, avec le doigt ; elle ne la trouve pas. Je la lui fais voir dans le creux de ma main ; elle la prend et l'enferme dans une petite boîte, persuadée que je l'ai arrachée pendant le sommeil. Mlle X... est enchantée de n'avoir plus sa dent, et de ne plus souffrir. Deux minutes avant elle ne pouvait pas entr'ouvrir la bouche, elle ne pouvait pas sortir la langue ; maintenant tous ces mouvements sont possibles.

Le lendemain matin, Mlle X... a retrouvé la dent dans la bouche. Elle a été d'abord fort contrariée parce qu'elle la croyait effectivement arrachée, mais, comme elle n'en souffrait plus, elle a été rapidement consolée.

V

INDICATIONS ET CONTRE-INDICATIONS

Pouvons-nous, avec les données que nous possédons, exposer les indications et les contre-indications de cette nouvelle méthode thérapeutique ? Nous allons essayer de donner le résultat de nos observations. Nous ne prétendons pas éclairer cette question d'une manière complète, beaucoup de desiderata restent encore à élucider, mais nous croyons donner quelques aperçus nouveaux.

L'indication s'impose quand on est en présence d'une maladie chronique d'origine nerveuse, sans lésion organique bien accentuée, contre laquelle ont échoué les remèdes généralement employés. Les auteurs ont publié cependant un grand nombre d'observations d'individus, chez qui le système nerveux était gravement compromis, guéris ou sérieusement améliorés par le sommeil hypnotique. Le docteur Bernheim publie l'observation d'un M. Sch..., âgé de 40 ans, cartonnier; c'est un homme petit, assez gros, d'un tempérament mixte, froid, d'une intelligence assez lourde, peu cultivée mais suffisamment équilibrée, sans aucun antécédent nerveux, et qui, à la suite d'une fracture de la colonne vertébrale, avec commotion cérébrale, avait conservé, depuis un an, une certaine paresse des membres inférieurs et des attaques épileptiformes. Sous l'influence de ce traitement, la guérison a été rapidement obtenue.

Le même auteur donne encore l'observation d'un homme, Cl..., de 44 ans, photographe. Sans maladies antérieures, exempt d'antécédents vénériens, il fut pris tout d'un coup, à l'âge de 34 ans, un matin en se levant, d'une gêne dans la marche, caractérisée par une tendance à la propulsion ou impulsion en avant. Le phénomène s'est accentué progressivement ; depuis cinq ans, il marche mal, comme un homme ivre, titube à droite ou à gauche, si bien, que la police l'a arrêté plusieurs fois, le croyant ivre, et, cependant, Cl... est sobre, n'a jamais fait abus d'alcooliques. Quand il descend un escalier ou quand il fait froid, la tendance à courir en avant, la propulsion irrésistible augmente subitement ; il fait quelques pas précipités, puis s'arrête en trébuchant. Il n'a jamais eu de douleur de tête, ni de vomissement ; mais, depuis deux ans, il était sujet à des vertiges qui le prenaient comme un coup de foudre pendant la marche ou en se levant : « C'est, dit-il, comme une sensation d'ivresse qui ne dure qu'un instant, un quart de seconde environ. » Depuis, cette sensation vertigineuse a disparu rapidement par suggestion hypnotique. Le diagnostic porté était celui d'une tumeur cérébelleuse.

L'opérateur ne devra jamais provoquer chez le malade des phénomènes étrangers à l'affection qu'il veut combattre, à moins que ce soit dans un but louable de favoriser la guérison. Tout ce qui

impressionne agréablement le système nerveux ne
peut avoir qu'un excellent effet sur le patient. Après
quelques séances d'hypnotisation, suivant le degré
de sommeil obtenu, il est prudent d'éloigner de
plus en plus ces séances, quoiqu'elles ne détermi-
nent aucune fatigue, à cause de la fatalité avec
laquelle les suggestion se manifestent ensuite à
l'état de veille. Pour que l'hypnotisme reste ce
qu'il doit être, un moyen curatif et non pas désor-
ganisateur, il faut savoir s'arrêter à temps. Il en
est de la suggestion comme des remèdes dont
l'action s'accumule dans l'organisme et qu'il serait
imprudent d'absorber tous les jours à la même
dose. L'opérateur doit calculer les effets de la
suggestion chez le malade, voir combien de temps
ils persistent, et se guider sur cette donnée pour
le traitement.

VI

CONCLUSIONS

Ecarter le voile mystérieux qui couvre le sommeil hypnotique et prouver sa puissance curative.
Démontrer qu'il n'existe aucune espèce de fluide
neurique, vital, éthéré ou électrique, et que tous
les phénomènes produits rentrent dans les lois de
la nature. Enlever aux mains des empiriques et
des charlatans une arme dangereuse pour la rén-

dre bienfaisante entre les mains des praticiens.
Tel a été le but de ce travail. Pour ce qui est de
l'avenir réservé à cette méthode, nous estimons
qu'il faudra encore longtemps avant que ses usages thérapeutiques soient scientifiquement fixés et
qu'elle se dégage des nuages qui l'enveloppent.
Nous avons cru devoir apporter notre pierre à
l'édifice. Si ce travail parvient à intéresser le public médical, nous serons au comble de nos vœux.

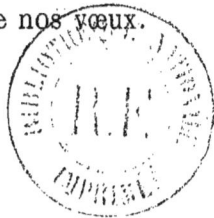

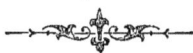

Cette image représente le frère de Mlle
X......., Capitaine aux Chasseurs d'Afrique.

PLANCHE 1.

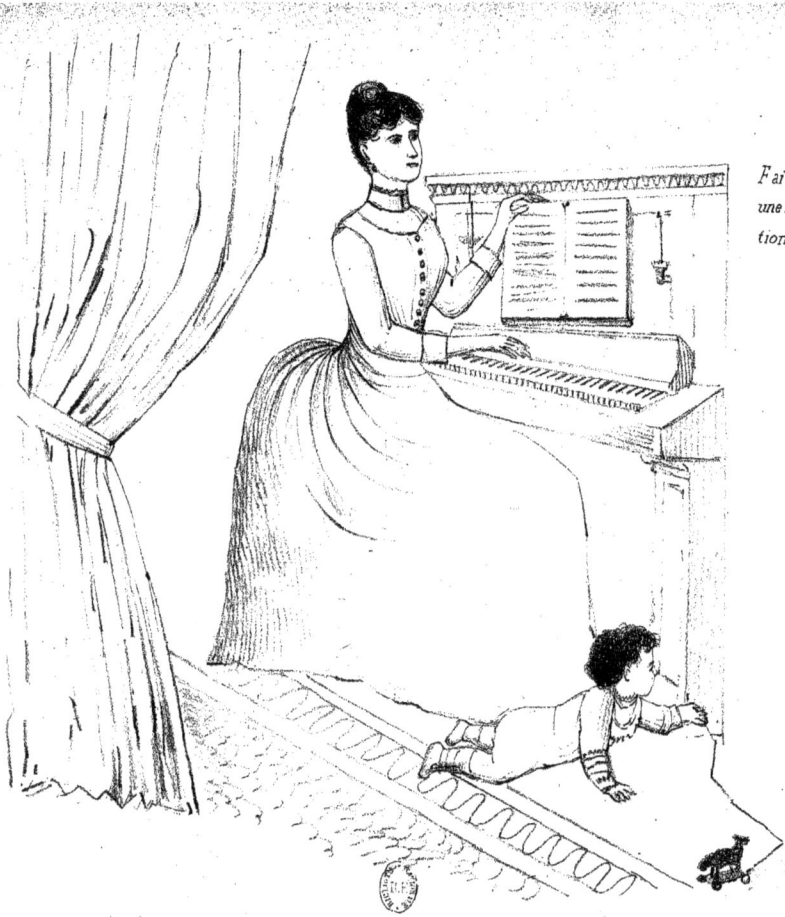

Fait par Mlle X.........d'a
une image donnee par la su
tion post hypnotique.

PLANCHE : 2.

PLANCHE N° 1

Pendant le sommeil hypnotique, nous avons mis sous les yeux de la demoiselle X... une feuille de papier blanc et nous avons dit — Voici le portrait de votre frère à cheval. — C'est bien lui, a immédiatement répondu notre malade, comment avez-vous fait pour vous le procurer? — Je l'ai reçu aujourd'hui même et je me fais un plaisir de vous le faire voir. Vous le verrez à votre réveil, tel que je vous le montre en ce moment.

A son réveil, Mademoiselle X. aperçut la feuille de papier devant elle, et s'écrie : Tiens ! mon frère. D'où l'avez-vous sorti ? Je vous apporte ce portrait, lui ai-je dit, afin que vous m'en fassiez le calque. Vous passerez le crayon sur tout ce que vous apercevez.

Dans moins de 10 minutes, la chose était faite et nous avions le calque de la planche n° 1.

PLANCHE N° 2

Le lendemain, nous avons suggéré à notre malade qu'elle apercevait sur une feuille de papier blanc sa belle-sœur au piano pendant que son petit neveu s'amusait à côté.

La planche n° 2 reproduit cette suggestion, qui a été calquée en moins de cinq minutes de la même façon que celle de la planche n° 1.

4

Réflexion. — La malade connaît un peu le dessin, mais il lui serait impossible de faire de tête un chat ou un chien. En admettant qu'il faille compter avec la simulation chez une hystérique, nous ne croyons pas que, dans le cas actuel, on puisse l'invoquer, car, en dehors du sommeil hypnotique, cette demoiselle n'aurait jamais si rapidement donné les calques dont il vient d'être question. L'hallucination de la vue était donc complète, et pendant comme après le sommeil provoqué, l'image suggérée était fixée sur le papier, de telle sorte qu'elle demandait à sa mère si réellement elle était le jouet d'une illusion.

INDICE BIBLIOGRAPHIQUE

Braid. — *Neurypnologie.* Traduit de l'anglais par Jules Simon, avec préface de Brown-Sequard. — Paris, 1883.

Philipps. — *Cours théorique et pratique de Braidisme.* — Paris, 1860.

Demarquay et Giraud-Teulon. — *Recherches sur l'hypnotisme ou sommeil nerveux.* — Paris, 1860.

Liébeault de Nancy. — *Du sommeil et des états analogues considérés surtout au point de vûe de l'action du moral sur le physique.* — Paris, 1866.

Ch. Richet. — *Du somnambulisme provoqué, in journal d'anatomie et de physiologie.* — Paris, 1878.

Progrès Médical. — 1878, 1881, 1882.

Charcot et Richet. — *Contribution à l'étude de l'hypnotisme chez les hystériques. Du phénomène de l'hyperexcitabilité musculaire. — Progrès médical. —* 9 avril 1881.

Brown-Sequard. — *Recherches expérimentales sur l'inhibition et la dynamogénie. Application des connaissances fournies par ces recherches aux phénomènes principaux de l'hypnotisme, de l'extase et du Transfert* (In gaz hebdom. 1882)

D. Bernheim. — Pofesseur à la Faculté de médecine de Nancy.
— *De la suggestion dans l'état hypnotique et l'état de veille. —* Paris, 1884.

Liégeois. — Professeur à la faculté de droit de Nancy.
— *De la suggestion hypnotique dans les rapports avec le droit civil et le droit criminel* (1884).

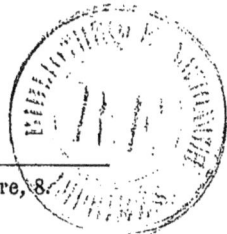

Narbonne, — Imprimerie F. PONS, place Voltaire, 8.

www.ingramcontent.com/pod-product-compliance
Lightning Source LLC
Chambersburg PA
CBHW050517210326
41520CB00012B/2345